Docteur BIGOU

LICENCIÉ ÈS-SCIENCES

Ex-Interne de l'Hôpital Péan

Ex-Préparateur adjoint aux Travaux pratiques
à la Faculté de Médecine de Paris

Ex-Chef de Laboratoire Maternité
Nouvelle Pitié (Paris)

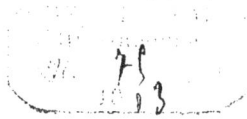

DE

L'Anesthésie Générale

OBTENUE

Par le procédé de l'éther goutte à goutte
avec injection pré-opératoire de Pantopon

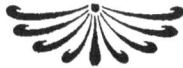

TOULOUSE

CH. DIRION, LIBRAIRE-ÉDITEUR

22, rue de Metz et rue des Marchands, 33

—

1913

Docteur BIGOU

LICENCIÉ ÈS-SCIENCES

Ex-Interne de l'Hôpital Péan

*Ex-Préparateur adjoint aux Travaux pratiques
à la Faculté de Médecine de Paris*

Ex-Chef de Laboratoire Maternité
Nouvelle Pitié (Paris)

DE

L'Anesthésie Générale

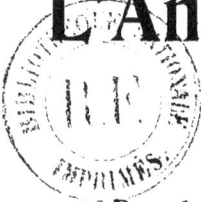

OBTENUE

Par le procédé de l'éther goutte à goutte
avec injection pré-opératoire de Pantopon

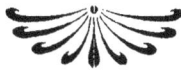

TOULOUSE

Ch. DIRION, LIBRAIRE-ÉDITEUR

22, rue de Metz et rue des Marchands, 33

—

1913

A MES PARENTS

A MES MAÎTRES DE LA

FACULTÉ DE MÉDECINE DE PARIS

———

A MES MAÎTRES DE LA

FACULTÉ DE MÉDECINE DE TOULOUSE

AVANT-PROPOS

Au moment de quitter les hôpitaux et les facultés où nous venons de passer nos années d'étude, avant d'aller remplir dans la société notre rôle modeste de médecin de campagne, nous désirons témoigner à nos maîtres, combien nous leur sommes reconnaissants pour la façon bienveillante et parfois même amicale dont ils ont guidé nos pas dans le délicat apprentissage de la carrière médicale.

Qu'ils reçoivent ici nos remerciements pour les leçons qu'ils nous ont prodiguées, pour la sympathie qu'ils nous ont toujours montrée.

Et tout d'abord qu'il nous soit permis de dire à M. le professeur Mériel, qui nous a fait l'honneur d'accepter la présidence de notre thèse, toute notre gratitude. Que M. le professeur Sabatier permette à l'un de ses anciens élèves d'être fier d'avoir vu le prix Nobel récompenser les travaux de son premier Maître.

Nous présentons à M. le professeur Prenant l'hommage reconnaissant de l'un de ses préparateurs.

Nous exprimons à M. le professeur Potocki le regret de n'avoir pu diriger plus longtemps le laboratoire dont il avait eu l'obligeance de nous charger et profiter de son enseignement magistral.

Que M. le docteur Rousseau et M. le docteur Brochin veuillent ...en recevoir un témoignage ému de gratitude pour la façon bienveillante et paternelle dont ils guidèrent les pas de leur interne dans la pratique de la chirurgie.

Nous n'oublierons jamais notre stage d'internat dans le service de M. le docteur Delaunay et les leçons, la technique opératoire de celui qui a été pour nous un maître bienveillant et sévère resteront toujours présente à notre esprit.

Il nous reste à exprimer combien nous regretterons le charme captivant des cliniques de M. le docteur Rémond.

Je serais heureux si M. le docteur Emile Sergent, dont la voix, parfois brusque, mais toujours bienveillante, nous guidait avec sollicitude dans nos débuts, voulait bien recevoir les sentiments de profonde reconnaissance du jeune élève dont il aimait éveiller l'esprit aux grands principes de la médecine et de la vie.

J'adresse aussi mes remerciements au docteur Tourneux, chef de clinique de M. le professeur Mériel, et à M. Ginesty, son interne, pour l'obligeance avec laquelle ils ont mis à mon service les matériaux nécessaires à l'édification de ce travail.

PRÉFACE

L'anesthésie générale a une telle importance dans
le domaine chirurgical, son influence sur l'opération,
sur ses suites, sur la santé du malade, est si grande
que nous ne croyons pas inutile toute étude aussi
minime, aussi modeste fut-elle, ayant pour but de
présenter les résultats, les bons résultats de procédés
peu usités ou de techniques nouvelles appliquées dans
les services de chirurgie.

Ayant eu l'occasion, pendant nos études, de pratiquer de nombreuses anesthésies, nous avons été frap-
pé par la facilité, par les résultats constamment heureux d'un procédé qui ne nous était pas personnelle-
ment connu et dont l'emploi était courant dans le service de clinique largement ouvert à toute initiative
scientifique et à toute bonne volonté de M. le professeur Mériel. Arrivé au terme de nos études nous avons
sollicité et obtenu de ce Maître l'honneur de présenter
dans cette thèse les résultats d'une pratique assez importante déjà et concernant 122 cas d'anesthésie obtenus par le procédé de l'éther goutte-à-goutte associé à
une injection pré-opératoire de Pantepon. Ce procédé

nous ayant paru vraiment séduisant par sa simplicité
d'instrumentation par la facilité de sa technique, par
ses garanties de sécurité, par les excellents résultats
obtenus, nous avons cru vraiment utile de faire connaître, en nous appuyant sur les statistiques, les
avantages de ce nouveau mode d'éthérisation.

Dans un premier chapitre nous traiterons des anciens modes d'éthérisation et après un rapide exposé
historique de l'emploi de l'éther nous étudierons successivement la méthode des doses massives avec de
masque de Julliard, de Vaucher et de Chalot, puis la
méthode des petites doses avec l'appareil d'Ombredanne ; enfin, les généralités du nouveau procédé du
goutte-à-goutte.

Au chapitre II nous exposerons la technique de la
méthode en employant soit l'éther pur, soit un mélange d'éther et de chloroforme. Le chapitre III nous
servira à établir grâce à la statistique les avantages
du goutte-à-goutte sur la dose massive, et principalement sa simplicité de technique et l'absence de tout
appareil anesthésique.

Nous considèrerons au chapitre IV les inconvénients
de l'éther en général et principalement nous traiterons des accidents pulmonaires.

Nous dirons quelques mots seulement sur la moindre toxicité de l'éther comparée à celle du chloroforme.

Dans le chapitre V nous dirons combien l'injection
pré-opératoire de Pantepon est un précieux adjuvant

et nous le prouverons en comparant les statistiques des anesthésies sans injection et des anesthésies après injection.

Nous concluerons en résumant les avantages généraux de l'éthérisation, en montrant la supériorité de l'éthérisation goutte-à-goutte et exposant les précieuses qualités de l'injection pré-opératoire.

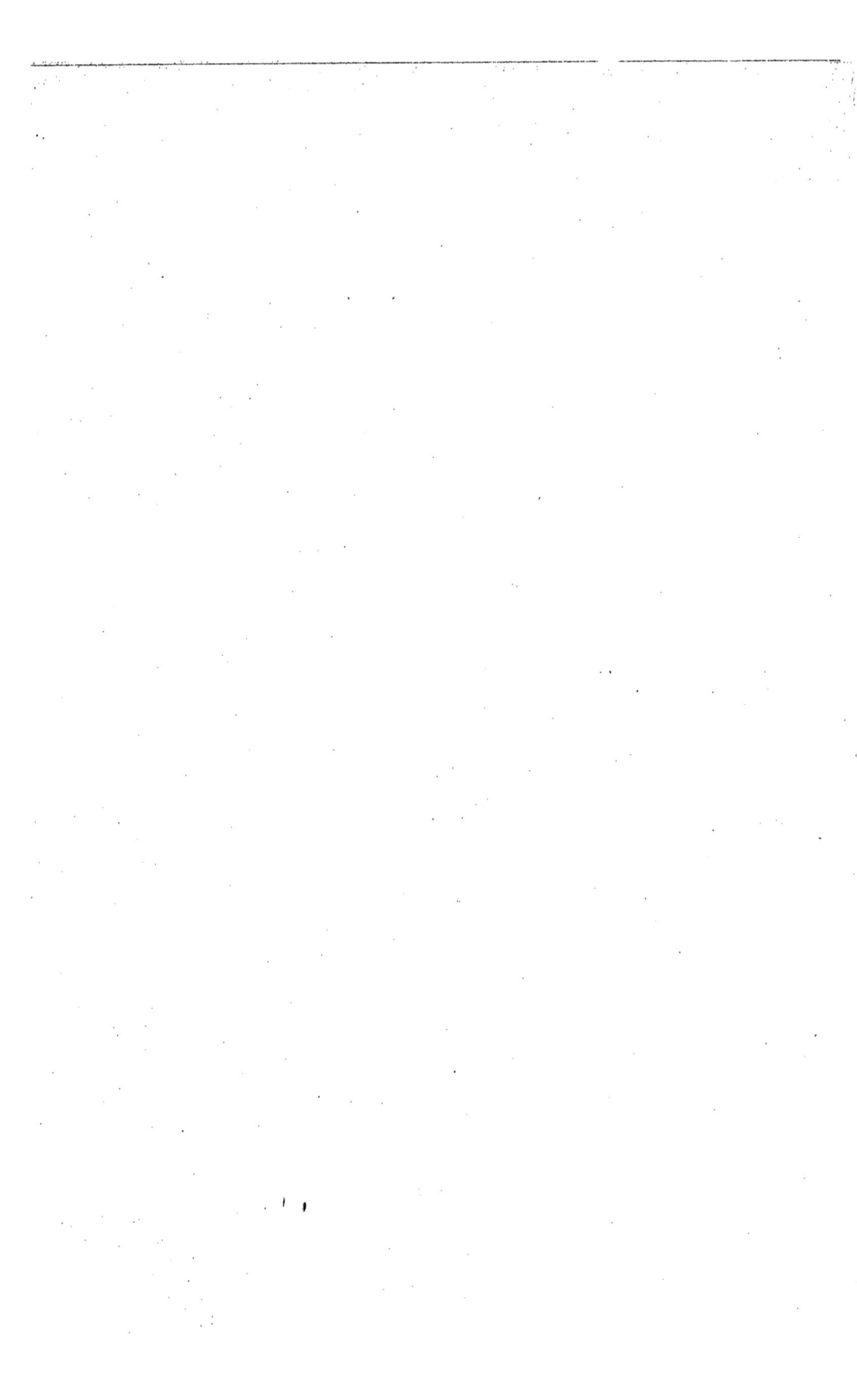

CHAPITRE PREMIER

Rapide historique de l'anesthésie générale de l'éther.

On peut dire de l'anesthésie générale d'après Tuffier qu'elle était un empoisonnement temporaire, une toxhemie agissant, par l'intermédiaire du sang électivement sur le cerveau, la moelle et le bulbe tout en respectant les pneumogastriques.

L'anesthésie générale supprime toute sensibilité consciente aussi sa découverte a-t-elle considérablement agrandi le domaine chirurgical.

Le problème était posé depuis des siècles ; nombreux furent ceux qui cherchèrent à supprimer la sensibilité douloureuse, plus nombreuses encore furent les substances employées.

Mais il fallut attendre les résultats merveilleux qu'obtinrent les chimistes des XVIIIe et XIXe siècles pour voir entrer définitivement l'anesthésie générale dans le domaine de la pratique.

Ce fut un dentiste américain Horace Wells qui le premier fit un usage courant des propriétés anesthésiques du protoxyde d'azote avec de bons résultats. Mais à la suite d'un certain nombre d'échecs le protoxyde d'azote fut abandonné et on lui substitua l'éther.

De quelle époque date exactement cette substitution de l'éther au protoxyde d'azote, il nous serait difficile de le préciser. Campbell attribue la découverte des propriétés narcotiques de l'éther à des élèves en médecine qui se seraient servis de cette substance pour s'enivrer de façon moins dangereuse qu'avec le protoxyde d'azote.

Mais il est bien peu probable que l'entrée de l'éther dans le domaine de la pratique anesthésique date de cette époque et nous serons plutôt tentés de faire remonter aux cas d'anesthésies accidentelles signalées par divers auteurs et notamment par Orfila, Bordie, Giacunini, Christison, Cruveiller l'emploi de l'éther dans la narcose.

Le premier qui usa méthodiquement de l'éther dans l'anesthésie générale fût le docteur Long, d'Athènes. Pour convaincre les chirurgiens, après avoir publié ses résultats, il fit publiquement plusieurs expériences ; la première eut lieu le 30 mars 1842, et il la répéta le 3 juillet 1842 et le 3 septembre 1843 ; mais bien que suivis de plein succès les résultats en passèrent inaperçus.

C'est à Jackson, docteur de Harwart et à Morton, dentiste à Boston, que l'on doit en réalité la vulgarisation de l'éther en tant qu'anesthésique.

Jackson avait accidentellement subi l'influence de

l'éther en 1842 et, dès cette époque il semble avoir entrevu le grand rôle qu'allait jouer l'éther dans la narcose chirurgicale. Morton lui ayant demandé du protoxyde d'azote pour renouveler les expériences d'Horace Wells, il lui conseilla l'éther, et à la suite de plusieurs expériences concluantes le dentiste proposa au professeur Waren d'anesthésier quelques'uns de ses malades. Waren accepta d'ailleurs et le 17 octobre 1846 Morton fit sa première expérience publique se servant d'un appareil à 2 tubulures, expérience qui fût couronnée de succès.

Plusieurs autres expériences ayant été tout aussi concluantes, Morton, qui avait eu soin de garder jalousement le secret sur le narcotique employé s'associa avec Jackson qui avait été l'inventeur et Morton le propagateur.

Un enthousiasme général accueillit les résultats. Dans tous les pays on se mit à pratiquer l'anesthésie par l'éther. En France, Malgaigne s'en servit et publia le premier des observations personnelles, puis Velpeau fit en janvier 1847 part au uublic médical de ses expériences. Flourens et Lurget a leur tour étudièrent l'action physiologique de ce narcotique. Expérimentant en 1847 sur des animaux, Flourens eût l'idée de substituer le chloroforme à l'éther.

A la suite de ses expériences et de celles de Simpson d'Edimbourg, l'enthousiasme qui avait salué l'apparition de l'éther se tourna vers le chloroforme et tandis que l'éther était complètement abandonné le chlorofor-

me jouissait de la faveur générale et cela se concevait
aisément étant donné la difficulté de l'éthérisation de-
mandant une longue habitude et d'encombrants appareils d'une part, la facilité d'emploi du chloroforme
d'autre part.

De plus en 1847 un cas de mort à la suite de l'éthérisation fut publié. Il s'ensuivit une frayeur générale
qui emmena le discrédit sur cette substance ; enfin il
existait plusieurs raisons d'ordre matériel qui firent
aussi pencher la balance en faveur du chloroforme.
Et tout d'abord l'éther était une substance relativement chère. Si l'on admet qu'il fallait dépenser en
moyenne 200 grammes d'éther pour obtenir la narcose
on voit que chaque anesthésie coutait environ 2 francs
25 au contraire l'anesthésie au chloroforme revenait à
0.45 (silex).

Petrequin explique encore, et fort justement nous
semble-t-il, cette préférence pour le chloroforme car
celui-ci, dit-il, fut employé d'emblée à l'état pur ; les
chimistes n'avaient au contraire pu obtenir que de l'é-
ther à 50° ce qui était insuffisant. Remarquons, en effet
que l'éther employé plus tard par les Lyonnais mar-
quait 63°.

Mais la lutte entre les préconisateurs des deux anesthésiques fut ardente. De vigoureuses attaques se firent
jour à l'académie de Médecine et à la Société de chirurgie de Paris. Le Chloroforme y fut vigoureusement
défendu par des chirurgiens célèbres et Malgaigne
prétendait en 1849 n'avoir obsersé que 3 cas de mort

véritablement dus à ce narcotique, les autres cas résultant d'une fâcheuse coïncidence.

Cependant la question ne fut pas considérée comme résolue. En 1853, Guérin fit part de ses craintes et de sa méfiance vis à vis du chloroforme. De son côté Velpeau attaquait cette substance et affirmait avoir observé des cas de mort, le chloroforme ayant été donné de façon intelligente.

Malgré ces craintes l'engouement pour le chloroforme ne décrût nullement et lorsque en 1859 la société de chirurgie fût à nouveau consultée pour savoir qu'elle était le meilleur anesthésique, par Hervez de Chigoni, elle conclut de nouveau en faveur du chloroforme.

A Paris, depuis cette époque, les chirurgiens s'en servirent constamment, certains cherchèrent à atténuer les effets en injectant de l'atropine, de la morphine, mais ce fut Le Dentu qui, en 1894 employa le premier systématiquement l'éther.

Cependant dès 1849, l'Ecole de Lyon avait préconisé l'usage de l'éther et c'est ainsi que le professeur Brisson pouvait dire que Petrequin, Rodet, Deday, de Lyon étaient redevenus fidèles à l'éther, mais un éther rectifié à 60°. Des perfectionnements dans la méthode d'emploi se firent jour : Petrequin inventa un sac à éthériser que Roux vulgarisa et la question de savoir quel était l'anesthésique le meilleur ayant été également posée à la société de Médecine de Lyon, celle-ci conclut formellement en faveur de l'éther (séances des 28 mars et 4 avril 1859).

A l'étranger le chloroforme fut rapidement abandonné. Dès 1853 on n'employait plus que l'éther à Berlin. En Irlande dès 1854, Lée ne se servait également que de cette substance. A l'heure actuelle l'éther a pris place sur le même plan que le chloroforme dont il est le rival direct dans l'anesthésie générale.

CHAPITRE II

Les anciennes Méthodes d'éthérisation.

Généralités. — L'éther ordinaire ou éther sulfurique est un liquide léger qui bout à 34° et qui possède une odeur caractéristique assez agréable, c'est un corps éminemment inflammable et qui toujours doit être manié loin de corps en ignition. On le prépare en distillant un mélange d'alcool et d'acide sulfurique, c'est le plus important des corps que comprend le groupe des éther oxydes.

Pour procéder à l'anesthésie, il faut se servir exclusivement d'éther anesthésique marquant 60° à l'aréomètre Baumé. On doit toujours s'assurer que la fabrication de l'éther destiné à l'anesthésie est de date récente et ne jamais se servir du reliquat d'un flacon.

Tout comme le chloroforme l'éther s'administre par inhalations et par voie bucconasale.

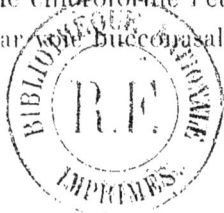

§ 1. — MÉTHODE DES DOSES MASSIVES

Appareils. — Les appareils que nécessite l'éthérisation sont bien moins nombreux et bien moins compliqués que ceux qui sont nécessaires à la chloroformisation. Ce peut être une simple compresse : ou bien encore des masques dont les deux plus connus sont ceux de Julliard et de Chalot. C'est ce dernier qui est usité dans la clinique de M. le Professeur Meriel. Il se compose d'un bâtis pliant qui le rend aisément transportable et dans ce bâtis on met une compresse pliée en plusieurs épaisseurs ou un morceau de flanelle, puis on recouvre avec un imperméable : celui-ci étant bien maintenu par un cerceau de même forme que le périmètre du masque se rabat sur le chassis à la manière d'un couvercle.

L'appareil de Julliard est aussi un masque analogue à celui de Chalot, il présente au fond une flanelle disposée en rosace de façon à ce que la surface d'évaporation soit d'environ 700 centimètres cubes.

Le masque de Vauscher diffère peu de celui de Julliard et de Chalot.

Méthodes. — Il existe 2 méthodes pour donner l'éther à dose massive.

1° Méthode brusque ;

2° Méthode rapide.

La méthode brusque ou à l'étouffée n'est plus usitée, elle consistait à verser de 50 à 100 grammes d'é-

ther dans le masque et à bloquer le visage du malade,
c'est un procédé brutal qu'il vaut mieux délaisser.

La méthode rapide est davantage employée, elle nécessite l'emploi du masque.

Campiche dans la *Revue Médicale Suisse* la décrit
ainsi.

1° Verser trois à quatre grammes d'éther dans le
masque, l'approcher du visage du patient que l'on
rassure :

2° Après une ou deux minutes verser rapidement
15 à 20 centimètres cubes dans le masque et bloquer,
retirer toutefois le masque si le patient le désire ; si
la narcose n'est pas ainsi obtenue verser une nouvelle
dose égale après quelques minutes, la narcose est ainsi
obtenue avec 30 à 40 centigrammes d'éther.

3° Verser pour entretenir l'anesthésie 2 ou 3 centimètres cubes toutes les trois, quatre ou cinq minutes.
Nous avons l'habitude de nous servir dans le service de
M .le Professeur Meriel d'une méthode un peu diffé-
rente en ce sens qu'elle est plus énergique. Voici comment Chalot qui en est l'auteur le décrit dans son traité de chirurgie et de médecine opératoire publiée en
collaboration avec M. Cestan.

1° Verser d'emblée vivement 25 à 30 grammes d'é-
ther au fond du masque. Présenter le masque devant
la bouche et le nez à une distance de dix centimètres ;
rassurer le patient, lui recommander de larges et dou-
ces inspirations, rapprocher peu à peu le masque et
après dix à quinze secondes l'appliquer très exacte-

ment autour de la bouche et du nez en emboîtant aussi
le menton. Le patient suffoque, se dresse, se débat,
crie. Se garder de l'écouter : résister hardiment, maintenir le masque étroitement appliqué pour empêcher
toute entrée d'air et ne soulever légèrement que lorsque par exception les oreilles ou la face prennent une
teinte plus foncée afin de permettre une ou deux aspi-
rations.

Ordinairement en quelques secondes, le patient s'af-
faisse, cesse toute résistance et demeure calme comme
réveillé.

2° Au bout de deux à trois minutes si le malade est
un peu raide, lever rapidement le masque, verser de
nouveau vingt-cinq à trente centigrammes d'éther et
appliquer de nouveau hermétiquement le masque
sans le moindre délai. La sensibilité générale et spé-
ciale disparaît, la résolution musculaire se produit, les
pupilles sont en myosis extrême, le malade ronfle, il
dort.

3° Il suffit dès lors de laisser le masque en place et
de verser de temps à autre cinq à dix grammes d'éther,
Si la face bleuit, donner un peu d'air, si le malade réagit, donner un peu d'éther, sans jamais laisser réveiller le patient avant la fin de l'opération.

Si nous avons cru devoir publier in extenso les re-
commandantions de Chalot c'est que sa méthode est
employée depuis très longtemps dans le service de M.
le Professeur Meriel. Elle n'a donné dans ce service que
des résultats excellents et si elle a été délaissée durant

ces derniers temps, dans ce même service, au profit de
l'éthertrophnarkose, cela tient non à quelque défaut
de la méthode, mais à ce que l'éther goutte à goutte
est d'une application infiniment plus simple et plus
commode.

§ 2. — MÉTHODE DE PETITES DOSES

De même que l'on avait réussi à donner le chloroforme au moyen d'appareils destinés à doser le mélange d'air et chloroforme de même Ombredanne se servant de principes identiques parvint à provoquer l'a-
nesthésie en se servant d'un appareil permettant le
dosage gradué des mélanges d'air et d'éther. Son
appareil se compose principalement d'une sphère
creuse communiquant, d'une part, avec l'air extérieur,
contenant, d'autre part, des carrés de feutre imbibés
d'éther. Un index peut se déplacer le long d'une gra-
luation extérieure allant de 1° à 8° et indique la pro-
portion plus ou moins grande de vapeurs d'éther con-
tenues dans le mélange. Un masque métallique engai-
né de caoutchouc communique par un tuyau avec la
sphère creuse de telle sorte qu'il s'applique exactement sur la face, emprisonnant la bouche et le nez du
malade.

Avant l'anesthésie l'on a soin de verser dans la sphère environ 150 grammes d'éther puis on s'assure que
l'éther imbibe le feutre et l'on fait écouler celui qui

n'aurait pas été absorbé, l'on ferme ensuite l'appareil avec un clapet automatique et on ramène l'index au 0°.

Il n'y a plus qu'à appliquer le masque sur la face du malade en s'assurant qu'il s'adapte exactement et à amener graduellement l'index en face des numéros 1 2 3 4 5, de façon à ce que le mélange qu'il respire soit de plus en plus chargé de vapeurs d'éther. Généralement, pour les hommes, il faut arriver au degré 7 ou 8, pour obtenir la narcose : il faut ensuite redescendre et la ration d'entretien a lieu entre les numéros 5 et 6. Pour les femmes l'anesthésie a lieu vers le numéro 6 et l'on peut l'entretenir ensuite en maintenant l'index au-dessous du N° 3.

Pour les enfants il faut souvent arriver au même degré que pour les femmes, mais on entretient la narcose au-dessous de 1 le plus souvent.

L'appareil d'Ombredanne est un excellent appareil dont nous nous sommes souvent servi et qui nous a donné d'excellents résultats, mais il a l'inconvénient de tout appareil c'est-à-dire de ne pouvoir être improvisé dans un cas urgent.

§ 3. — ANESTHESIE CHEZ L'ENFANT

Nous croyons après cet exposé de l'anesthésie par l'éther chez l'adulte qu'il est nécessaire de parler un peu de l'anesthésie chez l'enfant. C'est que celui-ci n'a pas la même résistance que l'adulte qui réagit autrement que lui et ne présente pas les mêmes susceptibilités vis à vis de l'éther. Il est généralement admis que les enfants supportent mieux le chloroforme que l'éther. Leurs voies aériennes, leur appareil respiratoire seraient plus particulièrement sensibles aux vapeurs d'éther et de plus il n'existe pas chez eux cet élément redoutable qui existe si souvent chez l'adulte et qui contribue sans doute beaucoup à l'apparition de la syncope initiale chloroformique, nous voulons parler de la peur de la narcose. Aussi est-ce le chloroforme qui est le plus usité pour les enfants. C'est aussi à cette substance que s'adresse M. le Professeur Mériel pour anesthésier les enfants qu'il doit opérer.

La méthode suivie dans son service est celle de Saint-Germain.

Mais nous sommes trop partisans de l'anesthésie par l'éther pour ne pas signaler que cette méthode a elle aussi été employée en chirurgie infantile par Ombredanne qui en est le préconisateur. Aussi nous nous faisons un devoir de résumer ses opinions à ce sujet.

Et tout d'abord il proteste contre cet axiome établissant que les enfants supportent admirablement, le chloroforme. Il a donné dans son service l'éther aux enfants âgés de plus de 7 ans et le chloroforme aux plus jeunes. Or fait paradoxal, il a eu avec l'éther une bronchite qui a duré 48 heures tandis qu'avec le chloroforme il a eu deux broncho-pneumonies graves. Actuellement il donne l'éther à tous les enfants âgés de plus de quatre ans et ne se sert du chloroforme que pour les opérations portant sur la face.

Pendant un an, Ombredanne, a fait soigneusement prendre les observations des anesthésies pratiquées dans son service, et il est arrivé aux conclusions suivantes.

Il faut donner à un enfant presque autant d'éther qu'à une femme pour obtenir la résolution mais la différence est énorme en ce qui concerne la ration d'entretien. Alors qu'on ne peut laisser pour une femme l'index de son appareil au-dessous de deux et demi on peut aller au-dessous de un pour l'enfant.

Ombredanne emploie la méthode lente pour les enfants âgés de cinq à six ans au moins. Pour entretenir l'anesthésie se baser sur le réflexe cornéen, la couleur de la face qui ne doit jamais être cyanosée. L'état de la pupille ne donne pas ici des renseignements exacts. Comme incidents, Ombredanne donne la toux toujours due selon lui à un excès d'éther : les vomissements, rares lorsque l'enfant est à jeun : la cyanose de la face qu'il appelle le cri d'alarme de l'anesthésie à l'éther et qui peut être due soit à un excès d'éther, soit à l'accumulation de la salive dans l'arrière gorge.

Pour éviter des suites fâcheuses, il faut prendre de grandes précautions en transportant l'enfant de la table d'opération à son lit ; si cependant le lendemain on observait de la température et si l'on entendait à l'auscultation des râles muqueux on ferait mettre immédiatemdent des ventouses sèches, des cataplasmes sinapisés, puis un enveloppement humide.

Il nous semble utile de publier en entier la fin des conclusions d'Ombredanne.

« Dans un service d'enfant comme le nôtre, écrit-il
« ou le chloroforme est réservé à la première enfance
« et aux opérations portant sur l'intérieur de la bou-
« che et sur les lèvres, les complications pulmonaires
« post-opératoires sont beaucoup plus fréquentes avec
« le chloroforme, qu'avec l'éther. Nous ne songeons
« pas à conclure de ce résultat paradoxal que l'éther est
« moins nocif pour l'appareil respiratoire que le chlo-
« roforme ; mais nous en pouvons néanmoins dédui-
« re que l'infection d'origine buccale joue dans la ge-
« nèse de ces accidents un rôle plus important que l'a-
gent anesthésique. »

Connaissant la longue expérience d'Ombredanne, nous avons voulu expérimenter l'éther chez les en-fants. Grâce à la complaisance de M. le Docteur Tour-neux il nous a été possible avec les conseils autorisés et son expérience personnelle de chef de clinique chi-rurgicale de le faire dans quetre cas. Nous avons obte-nu chaque fois un succès complet. Nous nous empres-sons de le noter, espérant que de nombreuses expé-riences prouveront que chez l'enfant, ainsi que chez l'adulte l'éther peut être le meilleur anesthésique.

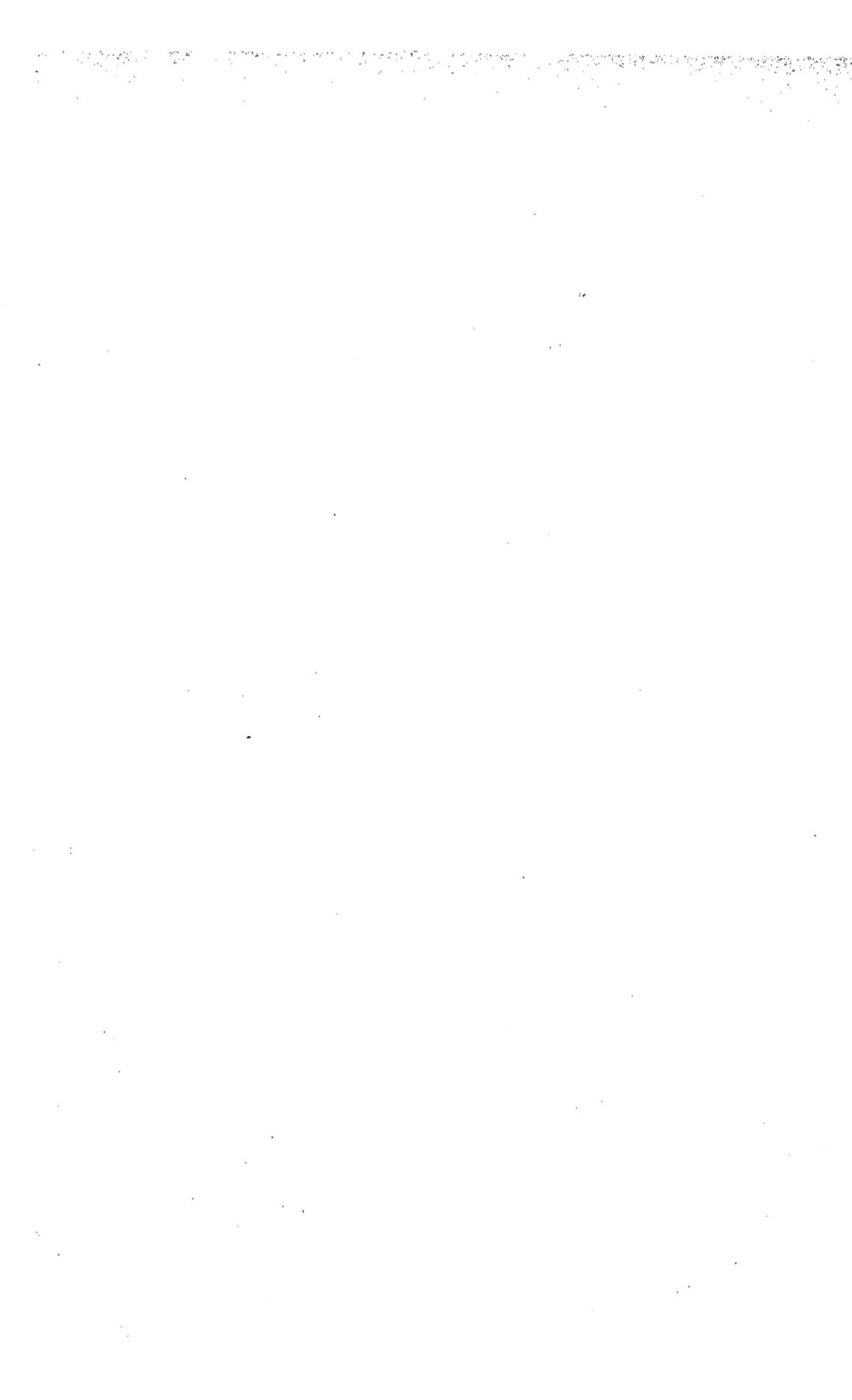

CHAPITRE III

────

Méthode du goutte à goutte

A côté de la méthode d'anesthésie par l'éther à doses massives, il existe, depuis quelques années, une méthode qui a rapidement conquis l'estime des chirurgiens qui emploient l'éther : nous voulons parler de l'éthertropfnarkose. C'est la méthode lente de l'anesthésie par l'éther.

L'étertropfnarkose ou anesthésie par l'éther goutte-à-goutte nous vient d'Allemagne où l'on emploie beaucoup l'éther. C'est tout simplement l'application de la méthode d'anesthésie à la compresse appliquée à l'éther.

C'est Hoffmann qui, en 1902, en découvrit le premier la technique et en indiqua les avantages : on peut, toutd'abord, se demander pourquoi les chirurgiens usèrent si tard de la compresse, cette compresse qu'ils voyaient constamment servir à donner le chloroforme. C'est, semble-t-il, à cause d'une idée préconçue que les auteurs écartèrent, de prime

abord, cette méthode. En effet, l'idée était venue à
l'esprit des expérimentateurs du siècle dernier de se
servir de la compresse pour donner l'éther : mais ils
l'écartèrent immédiatement, pensant que la volatilité
de l'éther rendait son emploi impossible par cette
méthode : « Rechercher l'anesthésie dans ces con-
ditions serait perdre son temps » dit Campbell dans
sa thèse (1894) inspirée par le Dentu. Hoffmann n'hé-
sita cependant pas à s'en servir et après de nombreuses expériences, d'abord sur les animaux, puis chez
l'homme il conclut que cette méthode devait être la
méthode de choix pour les chirurgiens favorables
à l'anesthésie par l'éther.

Les adversaires de cet anesthésique ne manquaient
pas, en effet, de reprocher à la méthode des doses
massives, même à la méthode rapide, la brusquerie,
presque la brutalité avec laquelle était obtenue la
narcose et aussi la quantité relativement considérable d'anesthésique à donner ; et, en effet, étant donné
l'action mauvaise qui a été reprochée aux divers
anesthésiques sur divers organes tels que le foie et
le rein, la quantité de narcotique n'est pas chose né-
gligeable. Or ces deux reproches ne sauraient être
faits à l'éther si l'on emploie la méthode du goutte-
à-goutte.

D'une part, en effet, le sommeil se produit doucement, progressivement, la période d'excitation est
réduite à son minimum, l'angoisse initiale disparaît.
D'autre part, la quantité nécessaire à l'anesthésie est

tout à fait minime. On verra qu'il nous est arrivé d'assister à des anesthésies d'une demi heure faites avec 30 grammes d'éther : ce sont là, nous devons le reconnaître, des exceptions : mais la moyenne pour une anesthésie d'une demi heure ne dépasse pas, en général, 50 grammes lorsque l'anesthésiste est un peu expérimenté.

Il nous semble qu'un seul reproche peut être fait à cette méthode : c'est qu'elle exige un temps assez long pour obtenir la narcose. Il faut, en moyenne, un quart d'heure pour obtenir la résolution complète. Mais les chirurgiens ont heureusement trouvé des correctifs à cet inconvénient. Les uns emploient, pour obtenir la narcose rapide, les inhalatins de chlorure d'éthyle ; puis, une fois la narcose obtenue et elle l'est, en général, en quelques minutes ils procèdent à l'anesthésie par l'éther goutte-à-goutte.

C'est là une manière de faire qui ne paraît pas très heureuse. L'anesthésie par le chlorure d'éthyle est brutale ; et de plus il est assez difficile quoiqu'on ait dit, de passer du chlorure d'éthyle à l'éther. Quelles que soient les précautions prises, le malade se réveille souvent à ce moment là. Le procédé exige aussi la présence d'une personne de plus : il faut, en effet, que pendant que l'anesthésiste procède au blocage par le chlorure d'éthyle, un aide prépare à côté de lui la compresse et le masque avec lequel sera donné l'éther. Inconvénient minime, si l'on veut, à l'hôpital, où le personnel est nombreux, mais qui peut deve-

nir ennuyeux lorsque le chirurgien ne dispose que
d'un petit nombre d'aides.

Aussi, est-ce là une méthode que nous n'em-
ployons pas. Nous pensons qu'il vaut mieux mettre
trois ou quatre minutes de plus pour obtenir la narcose, si celle-ci doit être rendue plus agréable au malade. Car, ne l'oublions pas, il faut considérer l'intérêt du malade avant celui du chirurgien.

Nous obtenons couramment la narcose en cinq ou
six minutes avec l'éther goutte-à-goutte en faisant une
injection anté-opératoire de Pantopon. Cette injection
a pris, à nos yeux, dans la méthode de l'éther goutte-
à-goutte une telle importance que nous en avons fait
l'objet d'un chapitre spécial.

Aussi n'insistons-nous pas maintenant.

CHAPITRE IV

Technique de la Méthode du Goutte à Goutte

§ I. — ETHER PUR

Instruments. — Dans le service de M. le Professeur Meriel nous pratiquons l'anesthésie par l'éther goutte à goutte suivant la méthode la plus simple et avec le minimum d'instruments. Nous possédons bien entendu, tous les appareils tels qu'ouvre bouche, pince à langue que tout anesthésiste doit avoir à portée de sa main, mais à part ces intruments indispensables, il nous suffit d'une simple compresse stérilisée et pliée plusieurs fois et d'un flacon compte goutte. Certains auteurs emploient le petit masque de Nicaise à monture métallique construit de façon à n'emprisonner que la bouche et le nez. L'éther et l'air se mélangent à l'intérieur du masque dans lequel respire le malade.

Précautions indispensables pour l'anesthésie

Avant d'anesthésier le malade il est certaines précautions indispensables qu'il faut prendre.

1° Le malade devra être purgé.

L'habitude dans le service de M. le Professeur Meriel
est de purger le malade vingt-quatre heures à l'avance.

2° Avant de commencer l'anesthésie ou mieux quelque temps auparavant, il faut ausculter avec soin le
malade. S'il est atteint de lésions pulmonaires aigües,
telles que la bronchite aigüe il vaut mieux s'abstenir
d'anesthésier et par conséquent opérer après guérison
des lésions.

3° L'anesthésiste doit connaître le passé du malade
qu'il est chargé d'anesthésier, et savoir surtout s'il est
nerveux ou alcoolique, il retirera de la connaissance de
ces antécédents des indications pour la quantité d'a-
nesthésique qu'il aura à donner.

Puis après s'être assuré que les vêtements sont lâ-
ches, qu'il n'existe aucun appareil de prothèse dans
la bouche, que le malade a la poitrine bien recouverte
de coton stérilisé, l'anesthésiste enduit de vaseline le
nez, les lèvres et les joues du malade. Cette précaution
est ici moins nécessaire qu'avec le chloroforme, l'éther
étant beaucoup moins caustique. Puis il s'assure que
la compresse n'est point trop épaisse ou trop mince,
il faut que l'éther la traverse aisément à l'état de vapeur, mais difficilement à l'état liquide.

Point important : souvent de l'état de l'épaisseur de la compresse dépendra la marche de l'anesthésie. En effet, si elle est trop épaisse, l'air la traverse difficilement, le mélange avec l'éther se fait mal, si au contraire elle est trop mince, l'éther la traverse à l'état liquide, s'écoule sur les joues ou dans le nez du malade et ne sert point à l'anesthésie. De plus nous préparons toujours des tampons de coton montés sur des pinces de Kocher de façon à pouvoir nettoyer l'arrière gorge si cela est nécessaire.

Méthode de l'anesthésie

Après s'être assuré que tout son matériel est prêt on commence l'anesthésie. Pour cela on place tout d'abord la compresse légèrement disposée en forme de cône, puis sans mettre encore de l'éther on recommande au malade de respirer fortement. Nous ne mettons pas d'éther immédiatement ayant fait la remarque suivante. « Dès que le malade sent le contact de la « compresse il est envahi par un sentiment d'effroi, « mais rapidement rassuré par de bonnes paroles par « la constatation qu'il respire aussi librement et sans « peine, il se rassure et plus docile, plus confiant il « permet à l'anesthésiste de pratiquer la narcose doucement, sans frayeur et sans lutte. On verse alors « l'éther goutte à goutte et de façon continue ; il faut « au début que le nombre des gouttes soit assez considérable, ne rien exagérer pourtant, car alors l'éther

« traverse la compresse et se perd sur les joues du ma-
« lade. Au bout d'une quinzaine de minutes, le plus
« souvent le malade dort profondément et la narcose
« est obtenue. Parfois cette période de début est mar-
« quée par quelques incidents.

« Dès que sa conscience a disparu le malade qui
« jusque là s'était efforcé de respirer profondément se
« met en apnée. Parfois aussi et cela se voit chez les
« éthyliques on observe une certaine excitation qui
« n'a d'autre inconvénient, à condition que le malade
« ait été au préalable soigneusement lié à la table
« d'opération.

Entretien de l'anesthésie

Une fois la narcose obtenue, il faut l'entretenir,
c'est là le point le plus délicat et qui exige une certaine habitude : il faut avoir soin que les gouttes tombent
le plus régulièrement possible. Indiquer le nombre de
gouttes qui doit tomber par minute nous paraît chose
impossible. Chaque anesthésie diffère et ici plus peut
être que partout ailleurs en médecine, deux malades se
comportent différemment.

Il faut pour mener correctement une anesthésie, y
mettre toute son attention, il faut veiller à ce que le
malade ait juste la dose nécessaire à l'entretien de sa
narcose, rien de trop, rien de moins. Pour cela il faut
se baser sur la résolution musculaire qui doit être complète et surtout sur la respiration. Dès que celle-ci s'ac-

célère ou devient difficile, on peut poser comme une
règle que le malade se réveille ou bien qu'il approche
de la syncope: soulever alors la compresse; si la face
est rosée, s'il existe quelques mouvements de déglutition, si le réflexe cornéen est vigoureux il n'y a aucun doute, le malade se réveille, il faut alors donner
un plus grand nombre de gouttes. Mais il y a ici un
écueil à éviter : le malade respire plus vite ,il absorbe
donc plus d'éther, il revient très vite à la narcose absolue. Il faut redoubler d'attention et ralentir alors le
nombre de gouttes données. L'opération touche à sa
fin on diminue progressivement et petit à petit, de
telle sorte que si l'anesthésie a été bien conduite le réveil va être rapide, aussi ne faut-il pas se hâter d'enlever la compresse et de cesser l'anesthésie. La dernière
goutte doit tomber lorsque le chirurgien place la dernière agrafe sur la peau. Le malade est encore légèrement endormi quand on fait son pansement, il se
réveille quand on le pose dans son lit, on évite ainsi la
douleur que peut provoquer la plaie au moment du
pansement, on évite ainsi de laisser voir au malade les
linges ensanglantés qui les impressionnent vivement
d'autant que certains malades reprennent très vite
conscience d'eux-mêmes.

Incidents. — Les incidents on le conçoit, n'ont rien
de spécial à l'éther goutte à goutte, se sont ceux de
l'éthérisation en général.

Au début de l'anesthésie il arrive fréquemment que le

malade se mette en apnée, c'est un incident qui effraye bien souvent le débutant qui voit déjà le malade en syncope, mais qu'il ne retire point sa compresse, ici nous n'avons pas à craindre comme dans le chloroforme la grave syncope du début, la syncope cardiaque et tant que la narcose n'est pas absolue la syncope est impossible. Il faut donc continuer paisiblement à donner de l'éther en ralentissant un peu et bientôt le malade se débat, fait plusieurs inspirations profondes, et tombe rapidement dans la narcose complète.

Il ne faut pas s'effrayer si le malade se débat violemment, quoique cela soit assez rare avec l'éther goutte à goutte cela arrive parfois. Il faut alors maintenir solidement la tête et continuer à verser l'éther.

Il arrive assez fréquemment, et surtout chez les sujets atteints de maladie des voies aériennes que l'hypersécrétion salivaire et bronchique provoquée par l'éther amène une gêne de la respiration. Les sécrétions s'accumulent dans le pharynx, le malade devient légèrement cyanosé. Pour procéder avec plus de commodité on place l'ouvre-bouche et à l'aide des tampons préparés d'avance on nettoie le pharynx. Si le malade est en position de Tredelemburg les sécrétions s'accumulent dans le naso pharynx, aussi convient-il de nettoyer également les fosses nasales par où elles sont projetées.

Enfin il peut se faire que au début de l'anesthésie, le malade se mette à tousser. Cette toux est due à l'irrita-

tion des voix aériennes supérieures par les vapeurs
d'éther, elle se produit aussi lorsque faute d'attention,
l'anesthésiste a laissé couler quelques gouttes d'éther
dans le nez ou la bouche du patient. La toux n'étant
qu'un réflexe défensif il faut en profiter et agir avec
elle comme on agit avec les vomissements c'est-à-dire
continuer l'anesthésie, elle cesse en général bientôt.

Ainsi qu'on le voit les incidents qui marquent la
première période de l'éthérisation sont plus désagréa-
bles que véritablement dangereux.

Période d'état. — Il n'en est pas de même de ceux
qui peuvent marquer la période d'état : c'est tout d'a-
bord le spasme de la glotte .On observe surtout cet incident lorsque l'éther dont on se sert est trop concen-
tré, ou bien lorsque le malade un état spécial. Le malade se met à respirer difficilement, il faut cesser un
moment l'anesthésie, puis reprendre petit à petit. En
général cet incident n'a pas de suites graves.

Il peut arriver encore que la langue tombe dans l'arrière gorge et d'après l'expression courante le malade
avale sa langue : il en est ainsi lorsque le rythme respiratoire se modifie brusquement et que le malade
commence à se cyanoser. Il suffit pour l'éviter de pro-
pulser énergiquement le maxillaire inférieur, cette
manœuvre très simple qui a pour résultat de relever tout
l'appareil hyoïdien et d'appliquer énergiquement la
langue contre la voûte palatine se fait de la manière
suivante. On place deux doigts en arrière de la bran-

che montante du maxillaire inférieur et l'on propulse. Il faut éviter d'essayer d'ouvrir la bouche ainsi que le font certains anesthésistes inexpérimentés qui croient par cet artifice rendre la respiration plus aisée. Cette propulsion de la machoire inférieure doit être systématiquement pratiquée lorsque il se produit un trouble de la respiration ; si elle est inéfficace ou si l'anesthésiste est fatigué (car cette manœuvre est particulièrement fatiguante), on peut lutter contre la chute de la langue en la pinçant, mais chose très importante il faut avoir grand soin de placer lattéralement les mors pointus de façon à éviter des grosses veines ranines situées à la partie inférieure de la langue.

On peut encore observer et cela a peu d'importance soit du hoquet chez les enfants, soit du relachement des sphincters. L'on ne peut rien contre ces incidents.

L'incident de beaucoup le plus ennuyeux, au cours de l'éthérisation est constitué par les vomissements. Ceux-ci sont parfois dûs à une action réflexe agissant sur les nerfs nauséeux ou bien à l'excitation des centres nauséeux par l'éther. Pour éviter qu'ils produisent des accidents graves il faut bien s'assurer avant l'anesthésie que le malade est à jeun ; s'il en était autrement le contenu stomacal pourrait refluer dans la trachée et provoquer l'asphyxie immédiate ou bien plus tardivement les accidents redoutables de la bronchopneumonie par déglutition. Il faut avoir soin dès que le malade a vomi de nettoyer son arrière gorge. Puis il faut continuer l'éther, mais en augmentant un peu les

doses, on fait ainsi cesser le réflexe nauséeux. Il est
d'ailleurs assez facile de prévoir que le malade va vo-
mir, les vomissements sont en effet le plus souvent
précédés de régurgitations et de violentes contractions
diaphragmatiques. L'augmentation de la dose d'anesthésique au moment des vomissements peut d'ailleurs
se faire sans crainte. Il est habituel au malade de vo-
mir à son réveil et cette formule énoncée par Calot est
vraie le plus souvent.

Il est toujours utile de surveiller la pupille au cours
de l'anesthésie, cela est facile avec le procédé de l'é-
ther goutte à goutte. En général lorsque la pupille se
dilate le malade s'achemine vers la syncope. Il faut
alors immédiatement enlever la compresse.

Ce pronostic mauvais n'accompagne pas invariable-
ment la dilatation pupillaire et souvent nous avons
remarqué qu'elle se produisait au moment du réveil.
Il est cependant facile grâce aux signes concommit-
tants tels que : cyanose, respiration superficielle, de la
rattacher à sa vraie cause.

Plus graves sont les incidents tels que la cyanose,
la paralysie des centres respiratoires, la syncope secondaire, la syncope cardiaque.

La cyanose se traduit, ainsi que son nom l'indique
par la coloration bleue que prend le visage du malade
elle s'accompagne à sa période ultime et ce n'est qu'a-
lors qu'elle devient grave, d'apnée. Elle est en général provoquée par l'asphyxie, ce n'est pas là un accident brusque et il est relativement facile de la prévoir

avec un peu d'attention, elle est précédée par des signes tels que : dilatation de la pupille, coloration violacée des lèvres, expiration difficile et superficielle,
épanchement de sang noir par les plaies chirurgicales
Si l'anesthésié est attentivement surveillé on s'aperçoit
rapidement de la cyanose avant qu'elle arrive à l'apnée, on doit alors cesser immédiatement l'anesthésie,
retirer la compresse et faire quelques tractions rythmées de la langue si la cyanose ne disparait pas par
la propulsion énergique du maxillaire inférieur. La
gravité et le pronostic de la cyanose dépendent d'ailleurs pour la plus grande part de la résistance du sujet. C'est seulement chez les malades faibles ou cho-
qués qu'elle devient dangereuse. Mais encore une fois,
il est facile de l'éviter et lorsqu'elle se produit, la
responsabilité en revient pour la plus grande part à
l'anesthésiste.

La syncope secondaire est l'aboutissant normal de
la cyanose lorsque celle-ci passe inaperçue. Ici l'apnée est complète et durable, le pouls devient petit et
filant. La face du malade devient violacée, le sang
est noir. Il y a danger grave dès qu'elle s'est produite,
il faut mettre en œuvre l'énergique traitement de l'asphyxie. Rapidement la plaie opératoire est couverte
de compresses, les liens sont défaits et la table est mise
en déclive. Immédiatement on commence les tractions
rythmées de la langue et la respiration artificielle. On
fait en même temps des injections stimulantes de ca-
féïne, d'huile camphrée, d'éther, de sérum artificiel.

Tant que le cœur continue à battre le pronostic reste encore favorable mais si ses mouvements cessent si la syncope cardiaque s'établit, le pronostic devient désespéré, le chirurgien peut encore lutter, essayer le massage du cœur pendant que l'on inhale de l'oxygène, trachéotomiser le patient. Au cours d'une laparotomie le massage direct du cœur peut être fait rapidement, mais nous avons vu à propos des accidents de l'éther combien ce moyen réussit peu souvent.

Enfin, il est un autre accident qui peut survenir en cours d'anesthésie, c'est la paralysie des centres respiratoires ; il faut s'en méfier lorsque l'on voit les mouvements de la respiration diminuer de fréquence et d'amplitude. Elle se traduit par la cyanose et l'apnée et relève du même traitement.

§ 2. — INCIDENTS ET ACCIDENTS ANESTHESIQUES
POST-OPERATOIRES

Lorsque l'anesthésie est terminée, l'anesthésiste ne doit pas encore quitter son malade. On a, en effet, signalé des syncopes ,lorsque le sujet anesthésié est porté sur son lit ; elles sont rares, excessivement rares avec l'éther, mais il faut quand même surveiller le malade. Celui-ci peut, d'ailleurs, fort bien, lorsqu'il n'est pas encore réveillé avaler sa langue et il serait vraiment ridicule que ,pour un accident aussi bénin le malade s'asphyxie. Il faut donc que l'anesthésiste ne quitte

son malade que lorsqu'il a constaté que celui-ci est
bien réveillé.

Suites anormales de l'éthérisation. — Il est certains
troubles fonctionnels qui peuvent survenir après l'é-
thérisation ce sont : le hoquet, les vomissements glai-
reux, les nausées, la soif. Ces accidents sont tout à fait
bénins et se produisent d'ailleurs moins fréquemment
avec l'éther qu'avec le chloroforme.

On a également attribué à l'anesthésie l'apparition
de la dilatation aiguë de l'estomac ; c'est là un accident dont nous ne traiterons pas, car il n'est pas spécial à l'éther d'ailleur sa pathogénie a été étudiée dans
la thèse de Lagarde (1913) à laquelle nous renvoyons
nos lecteurs que cette question pourrait intéresser.

CHAPITRE V

Ether et Chloroforme

Un des inconvénients de la méthode d'anesthésie par l'éther goutte à goutte est, avons nous dit, que l'anesthésie est lente. Nous avons indiqué que ce défaut avait été corrigé en faisant précéder la narcose par l'éther soit d'inhalation de chlorure d'éthyle, soit d'une injection de Pantopon. On a aussi essayé de diminuer la période de début en adjoignant à l'éther le chloroforme. Certains auteurs font inhaler le mélange de ces deux substances au malade durant toute l'opération, d'autres, au contraire, et nous comptons parmi des derniers ne s'en servent que pour obtenir la narcose. Nous estimons, en effet, que le danger des accidents pulmonaires n'est pas écarté par le fait de l'inhalation d'un peu de chloroforme : d'autre part, nous tenons cette dernière substance pour plus dangereuse que l'éther et nous l'écartons lorsque cela nous est possible. Nous ne nous servons d'ailleurs, du mélange éther chloroforme que dans des cas biens particuliers dans

lesquels l'anesthésie par l'éther pur serait trop longue
à se produire.

Le mélange dont nous nous servons le plus souvent
consiste dans l'association d'un quart de chloroforme
avec trois quart d'éther. Bien que, ainsi que nous l'a-
vons dit, ce mélange n'atténue pas les effets de l'un
pour améliorer ceux de l'autre, nous avons reconnu
qu'il permettait d'endormir rapidement et en diminuant la période d'excitation des sujets particulièrement nerveux ou des éthyliques ; avec ces derniers,
surtout, en effet, il faut employer souvent des quanti-
tés considérables d'éther pour arriver à la narcose ;
par le mélange éther et chloroforme la quantité d'a-
nesthésiques était notablement diminuée.

Mais nous nous empressons d'ajouter, et nous insistons sur ce point, que ce mélange ne nous paraît
nécessaire que dans des cas assez rares, soit que la malade est un alcoolique invétéré, soit qu'il s'agisse de
malades ayant déjà subi plusieurs narcoses à l'éther
et devenus réfractaires à cet anesthésique.

Technique. — Nous faisons le mélange éther chloroforme dans un flacon compte gouttes ; nous mettons
environ un quart de chloroforme et nous remplissons
le flacon avec de l'éther ; puis après avoir enduit et
vaseliné le nez, les lèvres et les joues du malade nous
plaçons sur le visage une compresse et nous procédons
à l'anesthésie comme avec l'éther goutte à goutte ;
il faut, cependant, tenir compte de la présence du

chloroforme et, par conséquent donner un plus petit nombre de gouttes que dans la période initiale de l'éthertropfnarkose. L'anesthésie est obtenue dans un temps qui varie de 6 à 10 minutes suivant le malade ; nous n'avons jamais observé d'accidents tant immédiats que post-opératoires qui soient uniquement imputables à cette méthode.

CHAPITRE VI

Statistique

Le choix entre les méthodes rapides et lentes est assez difficile. La méthode rapide a fait ses preuves et possède à son actif un nombre incalculable de succès ; c'est elle que nous avons vu longtemps employer et nous n'avons jamais observé d'accidents immédiats graves, nous voulons parler des syncopes mortelles, et peu d'accidents post-opératoires. Cependant à notre avis elle a deux inconvénients principaux : c'est de ne pas permettre une surveillance aussi attentive du malade et de débuter un peu brusquement.

Sans doute, nous savons qu'il n'est pas nécessaire avec l'éther dont la zone maniable est considérable de surveiller étroitement le malade. Le plus souvent il suffit de regarder la coloration de la face du patient, d'observer son rythme respiratoire pour être fixé sur la marche de l'anesthésie.

Sans doute aussi la méthode rapide n'agit pas avec la même brusquerie de début que la méthode à l'étouf-

fée mais il est indéniable cependant que les premières
doses d'éther sont plutôt pénibles à supporter surtout
lorsqu'on se sert du masque et qu'on l'applique étroitement sur le visage du malade. Il s'en suit une impres-
sion d'effroi, une sensation d'oppression, d'asphyxie
qui se traduit par une révolte de l'organisme, par des
efforts violents pour échapper aux vapeurs d'éther par
un choc, assez minime, il est vrai, mais qu'il vaut
mieux éviter lorsque cela est possible. « Mieux vaut
douceur que violence », dit le sage et nous préférons
un début de douceur, de persuation qui permet à l'a-
nesthésiste de rassurer le malade, de l'habituer progressivement aux vapeurs d'éther et de supprimer tout
affolement nerveux et toute anxiété morale.

Ainsi donc cette méthode lente, méthode et d'accou-
tumance nous semble dès l'abord une méthode de
choix.

De plus la surveillance est absolument normale : on
voit respirer, on entend respirer et même si l'on a des
doutes il suffit de mettre la joue ou la main un peu
au-dessus de la compresse pour sentir le souffle de la
malade à chaque expiration.

Il est encore facile à l'anesthésiste de prendre lui-
même le pouls de son malade au niveau de la tempo-
rale ou de la faciale, ou même de la carotide ; c'est là
un avantage qui n'existe pas si l'on se sert du masque.
Il est facile de reconnaître si le malade est anesthésié
car il est possible de chercher le réflexe cornéen ; la
surveillance constante des yeux du malade est au con-

traire impossible dans l'anesthésie avec le masque puisqu'il faut protéger l'appareil visuel à l'aide d'un bandeau pour éviter l'irritation des vapeurs d'éther.

De plus le visage du malade ce « baromèrte de l'anesthésie » est constamment sous les yeux du médecin qui suit ainsi les différentes phases de la narcose.

En outre la période d'excitation est de beaucoup atténuée et la quantité d'anesthésique nécessaire fort réduite de ce fait.

Enfin la méthode de l'éther goutte à goutte n'exige absolument aucune instrumentation et quoique l'instrumentation soit dans la méthode rapide, réduite à un simple masque il peut se trouver des cas, et cela se produit souvent dans les campagnes, où il est difficile de se procurer le moindre appareil aussi simple fût-il. Au contraire on trouvera partout un mouchoir qui plié fera l'office de compresse et il est facile de construire extemporanément un flacon compte-gouttes à l'aide d'un flacon ordinaire et d'un bouchon sur les flancs duquel on pratique deux rainures.

Ainsi par sa simplicité, par l'obligation qu'elle impose à l'anesthésiste de s'occuper sans cesse de son malade elle nous semble présenter de grands avantages.

Voici d'ailleurs qu'elles sont les conclusions d'Hoffmann (Deutsche Jeitschriftt fur Chirurgie 1902), qui en a préconisé la méthode.

1° L'éther doit toujours être préféré au chloroforme dans l'anesthésie générale. Il ne provoque pas de lé-

sions viscérales en général et quand il en produit elles
sont toujours beaucoup moins marquées que les lésions causées par le chloroforme même lorsque ce
dernier est administré très prudemment.

2° L'expérimentation sur les petits animaux a mon-
tré que l'anesthésie était obtenue plus rapidement en
administrant l'éther à petites doses. Quand on emploie des doses massives l'anesthésie survient toujours
plus lentement et se trouve constamment précédée
d'une période d'excitation violente.

3° Chez l'adulte il est exceptionnel que l'on puisse
obtenir une anesthésie suffisante en donnant simplement l'éther goutte à goutte. En revanche on observait
d'excellents résultats, l'on obtenait d'excellents résultats si l'on injectait sous la peau une heure environ
avant l'opération un à trois centigrammes de morphine.

Si l'anesthésie tardait à se produire, on pourrait donner quelques gouttes de chloroforme et continuer avec
l'éther.

4° On se sert d'un masque ordinaire et l'on donne
l'éther goutte à goutte. L'anesthésie a lieu en 10 et 15
minutes au milieu d'un calme parfait et sans que l'on
est enregistré d'habitude le moindre phénomène d'excitation. Il ne faut pas aller trop vite et ne pas forcer
les doses, on verrait dans ce cas les phénomènes d'excitation qui ne manquent jamais quand on administre
l'éther à doses massives.

5° La méthode donne une grande sécurité ; sur un

nombre de plusieurs milliers de cas l'auteur n'a eu
aucune alerte sérieuse.

Nous partageons entièrement la façon de voir d'Hoffmann en faisant toutefois remarquer que l'on obtient
l'anesthésie par la méthode goutte à goutte sans aucune injection préalable.

Il nous est arrivé plusieurs fois d'appliquer cette
méthode chez des sujets qui pour une raison quel-
conque n'avaient reçu aucune injection. Nous avons
toujours obtenu l'anesthésie. Mais elle est longue à la
vérité et le malade présente des phénomènes d'excitation, mais moins considérables cependant qu'avec
la chloroformisation ou avec l'éthérisation par doses
massives.

§ 2. — STATISTIQUE DES OPÉRATIONS FAITES AVEC L'ÉTHER GOUTTE A GOUTTE

Pour bien montrer comment l'éther goutte à goutte
peut être employé dans les opérations les plus diverses, nous avons voulu dans le courant de ce travail publier la statistique des interventions pratiquées par M.
le Professeur Meriel ou ses aides avec ce genre d'anesthésie.

Nous publions les résultats obtenus du 1er septembre 1912 au 1er février 1913.

En réalité on a commencé l'anesthésie générale
goute à goutte dans ce service en août 1912. C'est en

effet pendant ce mois que furent faits sous la direction
de M. le Professeur agrégé Martin, qui en est le pro-
moteur à Toulouse, les premières anesthésies suivant
la méthode de l'éther goutte à goutte .Mais c'était là
une période d'essais et nous croyons ne devoir publier
les résultats qu'à partir du moment où le personnel de
la clinique a été parfaitement éduqué.

La méthode est d'ailleurs si simple que cette éduca-
tion fut rapidement faite. Pour bien montrer sa simplicité disons qu'à l'heure actuelle ce sont souvent des dé-
butants, des élèves de première année qui font les
anesthésies par l'éther goutte à goutte sous la direction
de l'interne. Or et nous insistons sur ce fait, nous n'a-
vons pas encore assisté à un seul accident. Nous n'avons
noté qu'un seul incident : au cours d'une laparotomie
et par suite d'une inattention de l'anesthésiste, le malade cessa de respirer ; au bout d'une minute de tractions rythmées de la langue la respiration reprit nor-
malement. Ce fait ne vaudrait pas la peine d'être publié s'il n'était destiné à prouver la bénignité absolue
de l'éthérisation goutte à goutte.

Nous avons certes eu quelques bronchites post-opératoires. Mais aucune n'a pris une allure grave et nous
pouvons dire que pendant ces quelques mois ou l'é-
ther goutte à goutte a été pratiqué nous n'avons pas
eu un seul accident à déplorer.

STATISTIQUES

Opérations sur la tête

Tumeur préparatodienne	1
Fracture du crâne	1
Mastoïdites	7
Sinusite frontale	1

Opérations sur le thorax

Amputations du sein	3
Plaie pénétrante par arme à feu	1
Avec plaie pulmonaire	1
Lipòme de l'épaule	1

Opérations sur l'abdomen

Kélotomies	42
Hypertrophies de la prostate	3
Rein mobile	1
Corps étranger de la vessie	1
Calcul vésical	2
Ptose gastrique	1
Occlusion intestinale	1
Rupture de grossesses tubaire	1
Hysterectomie totale	1
Rystes de l'ovaire	4
Salpingites	3
Retroversion	1
Epithelioma du vagin	1

Rétention placentaire.......................... 6

Métrites....................................... 5

Tumeur rénale................................. 1

Pelvipéritonite................................ 1

Néoplasme uterin.............................. 1

Déchirure du périnée.......................... 1

Hématocèle.................................... 1

Prolapsus vaginal............................. 3

Fibrômes...................................... 3

Apendicites................................... 4

Plaie de l'abdomen............................ 1

Hémorroïdes.................................. 3

Opérations sus les membres

Corps étrangers du genou...................... 1

Ecrasement du pied : amputation.............. 1

Ecrasement de la jambe : amputation.......... 1

Suture pour fracture de l'humérus............. 1

Fracture de l'avant-bras....................... 1

Fracture du maxillaire inférieur............... 1

Cerclage de la rotule.......................... 1

Opération de Gritty........................... 1

Osteomyelite du fémur........................ 1

Phlegmon de l'avant-bras...................... 1

Soit un total de cent vingt-deux anesthésies sans aucun accident.

CHAPITRE VII

Outre les accidents post-opératoires que l'on a notés après l'anesthésie en général et dont nous avons parlé à la fin du premier paragraphe à notre chapitre 2, on peut voir survenir les accidents pulmonaires.

Il est en général admis, en effet, que l'éther ne doit pas être administré à des malades dont les voies aériennes ne sont pas absolument saines ou qui présentent une faiblesse particulière des diverses parties de leur appareil respiratoire. C'est ainsi que l'éther n'est jamais donné aux vieillards qui sont plus ou moins des bronchitiques chroniques, et c'est parce que leurs voies aériennes sont encore peu résistantes que les enfants ont, le plus habituellement, intérêt à être anesthésiés avec le chloroforme.

Mais l'adulte n'est pas, lui-même, exempt des accidents pulmonaires post-opératoires. On voit, en effet, parfois, survenir sur des malades anesthésiés correctement, qui ne présentaient antérieurement à l'opération, aucun signe de maladie respiratoire une ascen-

sion thermique. Si l'on a soin d'ausculter ces malades, on constate au niveau de leurs poumons des râles ou des souffles, signes de bronchite, de broncho-
pneumonie, d'œdème pulmonaire.

Le plus souvent, cependant, les lésions sont minimes
et ne se traduisent que par quelques râles humides.
Mais, ces accidents ne sont pas moins à redouter et
nous croyons que les malades anesthésiés par l'éther
doivent, pour cette raison, être l'objet de soins spé-
ciaux. Ces soins, hâtons-nous de le dire, n'ont rien de
particulier et tout le monde peut les donner.

Il faut, tout d'abord, que dans le trajet du lit du
malade à la salle d'opérations le sujet ne prenne pas
froid. Il suffit, pour cela, de le recouvrir soigneusement de couvertures, cette précaution n'est même pas
prendre dans les hôpitaux modernes où les couloirs
sont chauffés au même degré que la salle d'opérations.

Il faut, également, que, avant l'opération, le malade ait été soumis pendant 24 ou 36 heures à une
diette sévère. Nombre d'accidents pulmonaires sont
dus, en effet, pensons-nous, à la déglutition des matiè-
res que le malade vomit et si cette précaution n'est pas
prise, les symptômes pulmonaires relèvent d'une
sorte de broncho-pneumonie par déglutition.

Une fois dans la salle d'opérations le malade ne
peut prendre froid si celle-ci a été chauffée à une
température convenable. Cependant, il est bon de

recouvrir les jambes de jambières de flanelle si l'opération ne doit pas être gênée par elles.

Mais, l'anesthésiste peut, lui-même, durant l'anesthésie être la cause des accidents pulmonaires post-
opératoires ; il peut se faire, en effet, qui si la dose
d'anesthésique est trop abondante, un peu d'éther pé-
nètre à l'état de liquide dans la pharynx du malade
ou que les inhalations soient surchargées d'éther. Cet
inconvénient ne saurait passer inaperçu tant que le
malade n'est pas complètement anesthésié ; la présence de vapeur d'éther trop concentrées provoque, en
effet, le réflexe de la toux qui avertit l'anesthésiste,
tout comme les autres réflexes. Les vapeurs concentrées d'éther lèsent la muqueuse aérienne et sont
souvent la source d'accidents pulmonaires qui n'ap-
paraissent qu'après l'opération.

Enfin, lorsque le malade quitte la salle d'opérations
il faut prendre les mêmes précautions qu'au moment
où il y rentre, c'est-à-dire qu'il faut soigneusement le
recouvrir et même il est utile d'envelopper sa poitrine
dans des rouleaux de coton.

Ajoutons que les accidents pulmonaires sont encore
moins nombreux si l'on a soin de faire nettoyer la
bouche des malades qui vont être anesthésiés.

Ces accidents pulmonaires dus à l'éther doivent-
ils faire repousser l'emploi courant de cet anesthésique ? Nous ne le pensons pas. En effet, si l'on a soin
de prendre les précautions indiquées ci-dessus, leur
nombre est très minime. Pour notre part, nous avons

avec soin recherché dans les observations de ces deux
dernières années, dans la clinique de M. le professeur Mériel les accidents pulmonaires. Nous n'avons
jamais vu signaler un cas mortel, tout au plus les
courbes de température accusent-elles de temps en
temps une fois sur vingt environ l'existence d'une
bronchite qui cède vite à un traitement approprié.

Nous croyons donc que l'abandon de l'éther à cause
de ces accidents pulmonaires n'est pas justifié.

Ombredanne va même plus loin, il assure qu'avec
l'emploi de l'éther il a obtenu dans son service d'enfants moins d'accidents qu'avec l'emploi du chloroforme, fait qui semble paradoxal ; il a eu avec l'éther
une bronchite qui a duré 48 heures, tandis qu'avec le
chloroforme il a eu deux broncho-pneumonies graves.

§ 2. — EFFETS PHYSIOLOGIQUES DE L'ÉTHER

Les adversaires de l'anesthésie par l'éther ont pré-
tendu que le sommeil obtenu avec cette substance
était un sommeil asphyxique. Or, rien n'est plus faux.
Ainsi que l'a fait remarquer Caroti l'asphyxie se traduit par de la dilatation pupillaire, de la cyanose ;
or, il est manifeste que, dans une éthérisation bien
conduite on n'observe jamais ces phénomènes.

Schiff a expérimenté dans cinq mille cas l'éther et
le chloroforme. Voici les conclusions auxquelles il a
abouti en ce qui concerne l'éther :

On observe, successivement, la paralysie des muscles volontaires, puis la paralysie des muscles de la respiration, ensuite, la circulation s'arrête et, enfin, le cœur et les nerfs moteurs sont paralysés.

De cette succession de phénomènes on peut déduire que l'anesthésie par éthérisation est peu dangereuse ; en effet, l'accident redoutable, entre tous, la syncope cardiaque est ici celui qui se produit en dernier lieu. c'est là un avantage considérable sur le chloroforme, puisque, avec ce dernier, la syncope cardiaque se produit d'abord.

Un autre avantage de l'éther sur le chloroforme est qu'il produit des lésions viscérales moins graves. Tandis, en effet, que le chloroforme produit des lésions rénales. néphrites parfois incurables, l'éther ne produit et, encore, seulement rarement, que des lésions de néphrites superficielles, lésions passagères et qui guérissent rapidement. Les lésions hépatiques sont également moins accentuées avec l'éther qu'avec le chloroforme.

Enfin, en avril 1911, à la Société de Médecine de Nancy, M. Parisot a publié le résultat de ses recherches sur la résistance globulaire après anesthésie au chloroforme et à l'éther. il a semblé à ces auteurs que, d'une façon générale, la puissance hémolysante du chloroforme est supérieure à celle de l'éther.

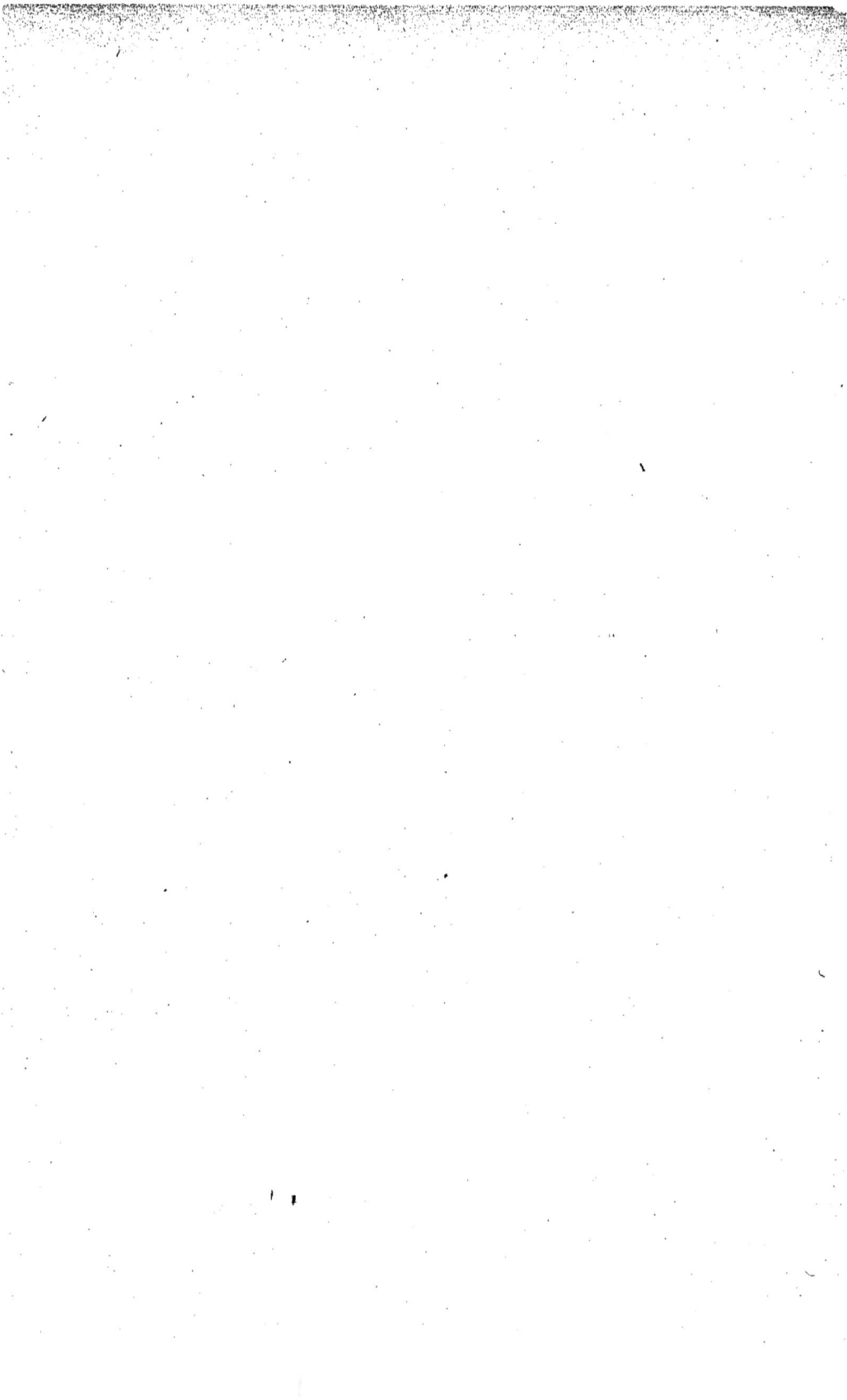

CHAPITRE VIII

―――――

§ 1ᵉʳ ROLE DE L'INJECTION ANTÉ-OPÉRATOIRE
DE PANTOPON

Déjà Hoffmann. lorsqu'il publiait en 1902 les résultats obtenus avec la méthode du goutte-à-goutte,
conseillait de faire précéder l'anesthésie de l'injection
d'une solution de morphine.

En injectant du Pantopon nous ne faisons donc
qu'appliquer la méthode d'Hoffmann.

Mais la morphine que cet auteur employait est une
substance toxique et le pantopon a sur elle bien des
avantages.

Ce produit, découvert par Sthaeyer et Sohli, de
Berne en 1905, n'est autre chose que l'opium total
injectable et il a deux grandes qualités : sa composi-
tion est constante et son dosage rigoureux.

Depuis quelques temps déjà, les chirurgiens se servent de ce corps dans l'anesthésie.

Bristlein, en 1911, signalait au XIᵉ Congrès de la
Société Allemande de Chirurgie les excellents résul-

tats qu'il avait obtenus en faisant précéder l'anesthésie locale d'une injection de quatre centigrammes de
pantopon, plus quatre décimilligrammes de scopola-
mine et il reconnaissait à ce corps une qualité de premier ordre : celle de contenir des produits excito-res-
piratoires. En France, plusieurs auteurs ont successivement pratiqué cette méthode et notamment Rouville (de Montpellier) et Leriche (de Lyon). Leriche
injecte avant l'anesthésie et une demi heure environ
avant l'opération trois centigrammes de pantopon. Il
fait ensuite l'anesthésie générale par la méthode de
l'œtertrofnarkose : suivant lui, une des propriétés
du pantopon serait de favoriser la circulation pulmonaire, donc, en définitive, l'hématose.

C'est également la méthode qui est employée depuis
un an environ dans les services de M. le professeur
Mériel et dont les résultats ont été publiés par Tour-
neux et Ginesty dans *la Province Médicale* (1913).

Voici qu'elle est la manière de procéder : l'injection habituelle est d'une ampoule contenant deux centigrammes de pantopon ; cette injection est tantôt sous-
cutanée, tantôt intra-musculaire, ci faite de cinq à
trente minutes avant le début de l'anesthésie. Puis on
précède à l'anesthésie soit au chloroforme à la compresse ce qui est l'exception, soit, et surtout, à l'éther,
celui-ci étant donné suivant deux méthodes : au masque et à l'éther goutte-à-goutte.

C'est surtout avec la méthode goutte-à-goutte que
l'injection anté-opératoire de pantopon donne les

meilleurs résultats. La période d'excitation est telle-
ment diminuée que la plupart du temps on peut la
considérer comme totalement supprimée ; l'anesthésie
complète était obtenue au bout de cinq à dix minutes
en moyenne, assez souvent, en moins de temps. Il
suffit parfois de trente grammes d'éther pour obtenir
l'anesthésie complète pendant une demi heure environ. Le réveil est facile et sans souffrance.

Les résultats obstenus en faisant précéder ainsi
l'anesthésie d'une injection de pantopon sont, en général, très bons : mais ils varient avec le temps qui a
séparé l'injection du début de l'anesthésie.

L'effet produit par le pantopon est déjà très satis-
faisant lorsque l'injection est faite un quart d'heure
environ avant l'anesthésie. Mais il est maximum lorsque l'injection la précède de vingt-cinq à trente cinq
minutes. Groefenberg a cherché à mesurer le temps
qui séparait le début de l'anesthésie de la perte du
réflexe cornéen qu'il prend comme signe de narcose :
il a ainsi observé que l'anesthésie, après injection de
Pantopon, était obtenue en cinq minutes : on peut voir
ainsi que la période de début de l'anesthésie est diminuée des deux tiers par l'injection anté-opératoire de
Pantopon.

De plus, fait important, les phénomènes d'excitation
qui marquent d'ordinaire cette période de début sont
considérablement diminués.

Mais l'injection anté-opératoire de Pantopon n'a
pas ce seul avantage de diminuer la période d'excita-

tion et de rendre, par conséquent, l'anesthésie plus
rapide : avec un anesthésique comme l'éther on a tout
intérêt à renforcer la puissance de défense des voies
aériennes ; or, le pantopon, ainsi que l'a observé de
Rouville, diminue considérablement la sécrétion bronchique et provoque une augmentation de l'amplitude
respiratoire[e]: le pantopon, suivant le même auteur,
favoriserait la circulation pulmonaire et, par conséquent, l'hématose.

Le pantopon jouit, en outre, d'une influence heureuse sur le tonus cardiaque qui, jointe à ses actions
antispasmodique, analgésique, anesthésique, excito-
respirateur, rend ce produit très utile en chirurgie.

Notons, enfin, en terminant, que le pantopon n'a
aucun inconvénient, les suites post-opératoires ne sont
pas défavorablement influencées par lui: tout au plus,
avons-nous parfois observé une légère paresse vési-
cale. Mais bien souvent aussi il nous a paru qu'il
exerçait une influence heureuse en diminuant la fréquence des vomissements.

CONCLUSIONS

Mettant à part les cas où les voies respiratoires sont en état de moindre résistance, cas où le chloroforme s'impose nous nous adressons de préférence à l'éther comme agent d'anesthésie générale.

En effet, l'éther possède de précieux avantages :

1° Grâce à ses propriétés stimulantes il écarte la syncope grave du début, souvent mortelle, presque toujours indépendante de l'habileté de l'anesthésiste.

2° S'il peut lui aussi donner lieu à une syncope c'est toujours en cours d'anesthésie, facilement l'œil attentif la prévoit et l'on a le temps d'agir l'arrêt de la respiration précédant l'arrêt cardiaque.

3° La zone maniable de l'éther est de beaucoup plus grande que celle du chloroforme et, par conséquent, les accidents sont encore restreints de ce fait.

Et grâce à cette zone maniable plus grande, combien moins dangereux est un écart d'attention de l'anesthésiste ou son inexpérimentation, ou son imprudence.

D'autre part l'accident grave la syncope met un

certain temps avant de se produire: l'asphyxie la précède, le visage bleuit, se cyanose, frappe la vue de
l'anesthésiste ou du chirurgien, des aides, des assis-
tants qui s'en aperçoivent et dans l'immense majo-
rité des cas on évite la syncope. Celle-ci se produit-
elle. Par instinct le chirurgien ou l'aide perçoivent
le moment où la respiration s'arrête, mais le cœur
bat encore et le pronostic est autrement bénin que
dans la syncope chloroformique, brusque, rapide,
arrêtant le cœur tandis que la respiration masque
encore cette défaillance.

4° Moins toxiques que le chloroforme il lèse moins
les organes foie, rein, système nerveux.

5° Enfin, s'il a l'inconvénient d'irriter le système
pulmonaire il est facile au cas où les voies aériennes
sont saines de prévenir les accidents post-opératoires.

1°) En ayant soin de veiller à la propreté de la bouche des malades.

2°) En enveloppant leur thorax de ouate et de
flanelle.

3°) En les préservant, pendant le transport, de tout
changement brusque de l'air ambiant et en leur cou-
vrant le visage de laine ou de flanelle.

Nous nous adressons donc à l'éther comme anesthésique de choix et nous le donnerons d'après la
méthode du goutte-à-àgoutte, car grâce à ce procédé :

1° Il nous est facile de trouver ou d'improviser le
matériel nécessaire en compresse et flacon compte-
goutte.

2° La technique est simple, rapide et infiniment commode.

3° La consommation d'éther est ici minimum. En effet, on ne le donne que lentement, goutte-à-goutte et en n'employant que la dose exactement nécessaire à la résolution musculaire.

4.° Enfin, l'anesthésiste a constamment sous les yeux le visage du malade, ce baromètre de l'anesthésie, il peut entendre le souffle de la respiration, il voit la coloration de la face, il observe la pupille, il recherche facilement le réflexe cornéen.

En dernier lieu et grâce à l'injection préopératoire de Pantopon, nous arrivons à ce résultat : avoir un shock nerveux minimum, une période d'excitation nulle.

Et, certainement, cette injection rend et doit rendre de grands services, car combien peu d'hommes abordent la table d'opération avec calme. Avec quelle terreur voyons-nous parfois des êtres sensibles, des nerveux, des affaiblis appréhender l'instant où le masque va s'appesantir sur leur bouche. Ce qu'ils redoutent, ce qui les terrorise, c'est l'anesthésie. « J'ai peur d'en mourir, de ne plus me réveiller disent-ils » et bien souvent la période d'excitation se prolonge, s'éternise et devient une lutte où l'organisme affolé se débat, crie, se raidit, épuise son énergie dans un effort terrible. Les anesthésistes savent combien de tels malades réservent de surprises et d'ennuis.

Nous croyons donc, à la suite des cent vingt-deux

anesthésies faites avec plein succès dans le service de M. le professeur Mériel, pouvoir conclure en disant qu'à l'heure présente et dans l'état actuel de la science la méthode de l'éther goutte-à-goutte associée à l'injection préopératoire de Pantopon nous paraît la meilleure parce qu'elle réunit ces trois qualités, d'être la moins dangereuse, la plus simple et la plus charitable.

BIBLIOGRAPHIE

Nous indiquerons seulement les ouvrages qui nous ont le plus intéressé.

BECKER. — Centrabblatt für Chirurgie, 1901.

BELTRAMI. — L'anesthésie général par le protoxyde d'azote (Thèse de Paris 1905).

PAUL BERT. — Académie des sciences, compte rendus, 14 novembre 1881.

BIER. — XXXVII° congrès de la Société allemande de chirurgie, 1908.

BORREL. — Contribution à l'étude de l'anesthésie par l'éther (Thèse Paris, 1895).

BRAUM. — Verhanol, der deutschen gesellschaft für chirurgie, 1901.

BRISSON. — *Gazette médicale de Paris*, 1849.

BRITISH. — *Médical journal July*, 15 th, 1876.

CLOVER. — Lancets, vol. 1, page 32, 1875.

CAMPBELL. — De l'emploi de l'éther comm eanesthésique général (Thèse Paris), 1893.

CHALOT ET CESTAN. — Traité de chirurgie et de médecine opératoire, 1906.

DAURIOL. — *Journal de médecine et de chirurgie de Toulouse*, 1847.

DASTRE. — Les anesthésiques. Physiologie et applications chirurgicales, 1890.
Dictionnaire encyclopédique des sciences médicales.

DUMONTS ET CATHELIN. — Traité de l'anesthésie chirurgicale et locale, 1904.

FLEMMING. — British and foreign médico-chirurgical, t. XXX, f., 259.

FORGUE. — Ethérou chloroforme (*Nouveau Montpellier médical*, 1872.

GIBERT. — Sur l'anesthésie par l'éther (Thèse Paris, 1897).

GEPPERTS. — Deutsche med. Wochensch (P. 27-29).

GLEIZE. — La méthode du goutte à goutte dans l'anesthésie par l'éther (Thèse Montpellier, 1910).

GY ET BARDET. — *Bulletin de thérapeutique*, 1911.

HOFFMANN. — Oetertropnarkose (zeitschrift für chirurgie, Bd 65, p. 403-416), 1902.

JULLIAUD. — L'éther est-il préférable au chloroforme. *Revue médicale de la Suisse normande.* N° 2, février 1891.

JANICOT. — Thèse de Paris (juillet 1909).

LEMAITRE. — Du chlorure d'éthyle comme anesthésique général dans les interventions de courte durée (Thèse Paris, 1907).

MALHERBE. — XVII° congrès Français de chirurgie, octobre 1904.

MESLIER. — Considération sur l'anesthésie chirurgicale (Thèse Paris, 1902).

OMBREDANNE. — Technique chirurgicale infantile.

PETREQUIN. — Académie des sciences. Compte rendus 1865, tome 65, p. 1005.

RATHERY ET SARSON. — Influences nocives de l'éther, sur le foie et le rein.

REINHAROT. — Centralblatt für chirurgie, 1901.

ROUVILLE (de). — La gynécologie, 1912.

RICHET (Ch). — Dictionnaire de physiologie.

R.VIÈRE. — De l'éther comme anesthésique de choix.

SILER. — Société médicale de Berlin ; cité dans le *Bulletin médical* du 18 mars 1894.

STANKIEWIEZ. — Contribution à l'étude de l'action du chloroforme sur le rein et la sécrétion rénale.

THORP. — Des accidents observés pendant et après l'éthérisation (Thèse Paris, 1897).

TUFFIER. — Petite chirurgie.

TOURNEUX ET GINESTY. — Province médicale, 1913.

WALLAS. — De l'anesthésie par l'éther et ses résultats dans la pratique des chirurgiens lyonnais. *Revue de chirurgie*, p. 389 (1893).

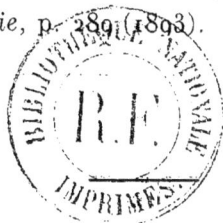

Toulouse. — Ch. DIRION, libraire-éditeur, rue de Metz, 22

www.ingramcontent.com/pod-product-compliance
Lightning Source LLC
Chambersburg PA
CBHW071305200326
41521CB00009B/1908